LE CAFÉ,

PRÉSERVATIF ET CURATIF

DE

LA GOUTTE ET DE LA VÉROLE.

PAR LOUIS-ÉDOUARD VIALLA DE LA VALFÈRE.

DOCTEUR EN MÉDECINE DE LA FACULTÉ DE MONT-
PELLIER, ETC.

PARIS,

IMPRIMERIE DE AUGUSTE MIE,

RUE JOQUELET, N. 9, PLACE DE LA BOURSE.

1833

Te $\frac{107}{74}$

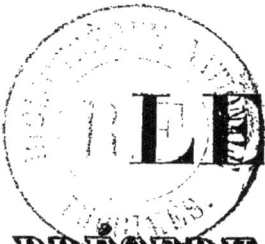

LE CAFÉ,

PRÉSERVATIF ET CURATIF

DE

LA GOUTTE ET DE LA VÉROLE.

LE CAFÉ,

PRÉSERVATIF ET CURATIF

DE LA GOUTTE ET DE LA VÉROLE,

PAR LOUIS-ÉDOUARD VIALLA DE LA VALFÈRE.

DOCTEUR EN MÉDECINE DE LA FACULTÉ DE MONT-
PELLIER, ETC.

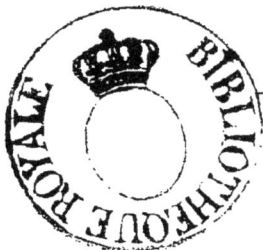

PARIS,

IMPRIMERIE DE AUGUSTE MIE,

RUE JOQUELET, N. 9, PLACE DE LA BOURSE.

1833

AVANT-PROPOS.

Le café, nom par lequel on désigne vulgairement la graine du cafeyer arabique, est très connu à cause du commerce considérable dont il est l'objet, et de la boisson si généralement usitée que l'on prépare avec cette graine.

Je passerai rapidement sur l'histoire de la découverte des vertus de cette plante ainsi que sur celle de son introduction et des progrès de sa culture, de son commerce, des obstacles et empêchemens qui ont été apportés en différentes fois à son usage, et des débats auquel ce même usage a donné lieu, comme intéressant trop peu notre dissertation.

Je me hâterai d'aborder mon sujet, d'énumérer les propriétés médicales du café, et les avantages qu'on en retire dans certaines maladies, dans la goutte et notamment dans la maladie vénérienne; j'exposerai les réflexions qui m'ont porté à avancer cette opinion et les faits qui militent en sa faveur.

Tel est le but du traité que j'ai l'honneur de présenter au public. Lui être utile est mon désir, je serai amplement récompensé de mes peines, si mes efforts peuvent contribuer à éteindre un fléau aussi hideux que terrible, qui, véritable protée, sous une infinité de formes, se plait à empoisonner les momens les plus doux de notre exis tence.

CAFÉ,

PRÉSERVATIF DE LA GOUTTE
ET DE LA VÉROLE,

OU

MOYENS DE SE PRÉSERVER

ET DE SE GUÉRIR DE CES MALADIES.

Dès que l'impression fait éclore un écrit,
Il est esclave né de quiconque le lit.

———— ❀ ————

Le mot *café* (1) vient de *cahveh*, nom donné à
cette boisson par les Turcs, de qui les autres Européens ont appris à le préparer et à en faire usage. Ce mot *cahveh* vient de cahouah ou cahoueh,

(1) Questa parola *café* viene de *cahoueh*, etc... *Viaggio
nell' Arabia Felice*, con une *Memoria spettante l'albero
e frutto del café*.. Venezia, 1721.
Prosper ALPIN, *de plantis Ægypti*, page 26.

I.

nom par lequel les Arabes sont dans l'usage de désigner cette boisson qu'ils ont connue et mise en usage les premiers.

Le cafeyer (1) croît dans le territoire de Betel-Falgui, ville de l'Hyemen; c'est là où s'achète tout le café qui doit sortir du pays par terre, le reste se transporte à Moka, situé à 3o lieues de là : C'est de ce dernier lieu que les Européens le retirent ; ce qui lui a mérité le nom de café Moka, qui est généralement préféré à celui qu'on retire d'Amérique ou des côtes de ce nouveau monde. (2)

Des nègres Abyssins attelés à de petites voitures à bras, suivis d'un aga ou chef esclave, à figure renfrognée, le poignet continuellement meublé du gourdin de rigueur, transportent à pas lents et haletant de sueur, à travers des pays arrides et brûlés par le soleil, cette précieuse denrée que hument dans leur caravansérail les Orientaux entourés de leurs lubriques bayadères, ou vo-

---

(1) Je me dispense de donner la description botanique de cette plante, vu que je ne saurais en donner de meilleure que celle qu'a présentée M. de Jussieu à l'Académie royale des sciences. Voyez *Mémoire de l'Acad. royale des Sciences,* 1713, page 293.

(2) Jacob PLENK, bromatologia; semina coffeæ arabicæ sapidiora sunt et diutius se conservant quàm semina coffeæ americanæ.

luptueusement couchés à côté de leurs fringantes odalisques. Le café qui croît dans les montagnes de l'Hyemen est transporté à dos d'homme dans des paniers semblables à la hotte des chiffonniers du faubourg St-Marceau. Ils sont complètement nus, si ce n'est la partie sur laquelle si fréquemment et si adroitement tombent les regards de nos Européennes, qui est recouverte d'un morceau de linge plus ou moins grossier qu'on nomme *pagne*. Le pagne des femmes est carré, le plus souvent triangulaire, celui des hommes est en forme d'entonnoir.

Il n'y a pas plus de trois siècles que cette plante, aujourd'hui si célèbre, était entièrement inconnue à tous les peuples de l'Europe chrétienne; maintenant il y a de nombreuses et vastes contrées, aux deux extrémités du monde, qu'ils ont couvertes des plantations de ce petit arbre; et cette culture, ainsi que le commerce qu'ils en font, enrichissent des millions d'hommes, sans compter qu'il est, outre cela, multiplié plus qu'aucune autre plante dans toutes les serres chaudes de l'Europe. Il y a dans les quatre parties du monde plus de cent millions d'hommes qui font un usage journalier de sa semence, et qui regardent cet usage comme une des jouis-

sances les plus agréables et pour lesquels l'habi-
tude a fait de cette boisson un des premiers be-
soins.

L'origine de l'emploi du café est assez obs-
cure (1); il y a sur cela plusieurs opinions, mais
celle qui est la plus vraisemblable, est qu'un mol-
lack, nommé Chadely, fut le premier arabe qui
fit usage du café, dans la vue de se délivrer d'un
assoupissement continuel, qui ne lui permettait
pas de vaquer convenablement à ses prières noc-
turnes ; ses derviches l'imitèrent, et bientôt l'u-
sage de cette substance se répandit dans tous les

(1) *Viaggio nell' Arabia felice*, page 235. Voyez l'origine que lui donne Thomas Bernard Fellon, jésuite, dans
son poëme latin intitulé : *Faba arabica*, inséré dans les *Poe-
mata didascalica* de ce poète.

« Pastor in arabiæ campis dum forte capellas
Pascit, et incautus sequitur per inhospita euntes
In latum succedit agrum, densâque frequentem
Arbore bacciferâ : subitoque micare capellæ.
Cornibus, ingeminare ictus, illudere ramis,
Et saltu superare levi : tum carpere grana,
Et ventris saturare famem. Sed vespera postquam
Admonet hora ducem, ad stabulum pecus omne reducit
Hùc, præter solitum, caprearum gaudia gentem.
Exagitant, jactare caput, nunc scandere muros,
Nunc hùc, nunc illùc excurrere, corpora saltu
In sublime ferunt; auresque lacessere vanis
Ictibus inter se gaudent ; penitusque quietis
Immemores, totâ præbent ludibria nocte.

pays mahométans (1), où l'on imagina d'établir,
pour la première fois, des maisons publiques où
se distribuait le café (2). Ces lieux devenus l'asyle
de la prostitution la plus dépravée, le rendez-vous
des libertins et des mignons, le réceptacle des
vices et le cloaque du plus infâme libertinage,
furent proscrits, ensuite rétablis et refermés de
nouveau. Cette proscription, qui dure encore, et
qui ne s'étend pas plus loin que la capitale de
l'empire ottoman, n'y a pas diminué l'usage du
café, et en a peut-être étendu la consommation :
toutes les rues, tous les marchés et même tous les
bourgs en offrent de tout fait (3). Il n'est point
de place publique où on ne trouve quelque mar-
chand de café, de maison où on n'en prenne deux
fois le jour, dans quelques-unes même on en
verse indifféremment à toute heure, parce qu'il
est d'usage d'en présenter à tous ceux qui arri-

---

(1) *Histoire politique et philosophique des Établissemens
européens dans les deux Indes*, par un magistrat, vol 2.,
page 53.—*Viaggio*, ouvrage cité, pag. 238.

(2) Prosper ALPIN, *De Medicinâ Ægyptiorum*, pag. 118-
123.

(3) *Voyageur français*, ou la *Connaissance de l'Ancien
et du Nouveau monde*, par l'abbé DELAPORTE, vol. II, page
410. — *Voyage en Perse*, par M. le chevalier CHARDIN,
vol. VIII, page 184.

vent, et qu'il serait également impoli ou de n'en point offrir ou de le refuser ; enfin , pour exprimer le penchant des Turcs pour cette boisson , le refus qu'un mari ferait de laisser prendre du café à sa femme , ou le degré de pauvreté qui ne lui permettrait pas d'en fournir , est une des causes légitimes du divorce (1).

A cette occasion , je ne puis me dispenser de narrer le fait suivant.

Le capitaine Baschi Souchon d'Arles se trouvait en 1824 à Scutari pour affaires de commerce. Il mesurait des yeux la largeur de ce fameux détroit, sillonné aujourd'hui en tous sens par une forêt mouvante de mats chrétiens et musulmans. Une nuée de pavillons divers lui masquait la vue de l'antique Bysance, capitale de l'empire d'Orient. Les bâtimens qui se rendaient dans la mer Noire, ou qui en revenaient, ceux qui franchissaient la barre de Constantinople passaient comme en revue sous son œil investigateur. Il s'élevait déjà à de hautes considérations sur la puissance et le génie créateur de Mahmout... Lorsqu'il fut retiré de cette rêverie par une femme maure qui lui de-

(2) *Viaggio*, ouvrage cité...... il negare o'l non provedere café alla moglie e una delle cause legitime di divorzio.

mande en mauvais italien : Franc, partirez-vous
bientôt? — Après demain. — Ma maîtresse est
riche, nous viendrons demain au soir, tenez-
vous prêt, il faudra partir immédiatement après
notre arrivée. — Notre marin provençal, typé au
coin de l'urbanité tudesque, peu familiarisé avec
les aventures, surtout galantes, ne sait qu'augu-
rer de ce rendez-vous. Il met ordre pourtant à
ses affaires, fait viser sa patente et se tient disposé
à profiter de la première brise ; assis sur le tillac,
fumant sa pipe, il attend... A minuit, arrive, avec
son esclave, une jeune turque d'environ vingt
ans... Que de puissance dans un minois frais,
jeune et joli! Contre son naturel, notre capitaine
la reçoit poliment, il s'empresse même de lui ac-
corder une place d'honneur dans sa chambre.

Le lendemain matin en se faisant raconter l'histoire de sa belle fugitive, il ne fut pas peu surpris
d'apprendre que l'avarice sordide de son mari, qui
s'étendait jusqu'à la priver de café, était l'unique
motif de sa disparition. Arrivée à Nègrepont, cette
jeune turque, malgré ses cris, ses protestations,
elle voulait venir en France, fut impitoyablement
jetée à terre; j'ignore ce qu'elle est devenue : ce
voyage a été immensément lucratif pour Baschi.

On prépare communément trois sortes de boissons avec cette graine : la première , appelée café citrin , s'obtient par la décoction de la poudre du café non torréfié (1) ; la seconde , appelée café à la sultane , se fait par la décoction des enveloppes du café torréfiées et pulvérisées ; la troisième, qui est la plus commune , la plus généralement admise et la seule dont j'entends parler dans tout le courant de cette dissertation , s'obtient par l'infusion du café torréfié et grossièrement pulvérisé ; cette dernière boisson , lorsqu'elle est faite avec soin , est préférable pour certaines personnes aux vins les plus exquis. Je ne dirai rien des divers moyens employés à sa confection ; ils sont trop connus et trop généralement usités. J'observerai seulement que l'infusion du café est préférable à la décoction ; cette dernière laisse échapper par l'ébullition l'arome cafique, dans lequel gît essentiellement la vertu de cette plante. Tous nos moyens doivent tendre à conserver cette huile volatile qui se répand sur la surface de la fève arabique au moment de la torréfaction. Immédiatement après

_____

(1) M. Andry, dans son *Traité des Alimens du carême,* a donné le nom de *café à la sultane* à cette boisson. — Prosper ALPIN , *de naturâ Ægyptiorum ,* page 122.

sa sortie du brûloir, cette graine doit être conservée dans un pot de terre vernissé et dans un lieu frais (12 ou 15 degrés au-dessus de zéro); ceux qui la conservent dans du papier ou dans un récipient en bois, prennent toujours du très mauvais café. Les fibres nerveuses de leur intellect n'ont jamais ressenti le stimulus du parfum du moka. Le papier ou le bois, par l'absorption de l'arome, dissous dans l'huile volatile, ont rendu cette substance inerte.

Aucun corps étranger ne doit être ajouté au café. Je ne saurais que blâmer même l'usage de la colle de poisson (ichthyocolle) qui sert à sa clarification; elle entraîne toujours une partie de son arome. Le café gagne en limpidité ce qu'il perd en saveur. De quels termes me servirais-je pour anathématiser ceux qui profanent ce présent du ciel par une addition de chicorée, de glands, de feuilles de laurier pulvérisées ! Quelle exécration ne prononcerais-je pas contre ceux qui ajoutent un centième, même un cinquantième de noix vomique légèrement torréfiée, pour donner un surcroit d'amertume, qui, pour n'être pas désagréable, peut à la longue nuire aux facultés digestives ! Il n'est qu'un cas où on peut se per-

mettre l'addition de cette substance, c'est lorsqu'on est prédisposé à quelque attaque d'apoplexie
ou d'hémiplégie ; on peut, on doit même alors
pousser le mélange jusqu'au quart ; je parlerai
plus tard des vertus du café combiné avec diverses
substances.

Je passe sous silence sa composition chimique ;
ceux qui désireront acquérir la connaissance de
son analyse n'ont qu'à consulter les ouvrages de
MM. Geoffroy, Dufour, Krüger, Grendel, Payssé,
Cadet, Éloi, Thompson, Vauquelin, Séguin,
Parmentier, etc., etc.

Il n'est aucune substance dont l'usage n'ait été
tour-à-tour aussi prôné et aussi vilipendé que celui du café. Les uns, tels que Benjamin Mosc-
ley (1), Bradley (2), Delille, Voltaire, Audry (3)
en ont fait leur idole, tandis que Éloi (4), Dun-

---

(1) Fait un éloge pompeux du café, et regarde sa culture
comme une ressource féconde de richesses nationales, et son
usage comme une vraie panacée.

(2) Regarde le café comme un excellent prophylactique
des maladies contagieuses et même de la peste.

(3) *Traité des alimens de carême.*

(4) *Examen d'une question medico-politique sur l'usage
du café ;* il se récrie beaucoup contre cette liqueur.

can (1), Calvet (2), Hecquet (3), Tissot (4) l'ont
cruellement proscrit de leur table et se sont ef-
forcés de prouver qu'il était non seulement nuisible à la santé, mais encore qu'il renfermait en
lui un poison subtil qui ruinait les meilleurs tempéramens et conduisait insensiblement au tom-
beau. Ils ont eu bien raison de dire insensiblement ; car, indépendamment de l'exemple de Fontenelle (5), qui a vécu près d'un siècle, de Voltaire, on peut citer les Turcs, les Persans, les
Égyptiens (6), qui en font un usage habituel, et qui

(1) DUNCAN, docteur de Montpellier (*Avis salutaire contre l'abus des boissons chaudes, et principalement contre
l'abus du café, du thé et du chocolat*; Rotterdam, 1705).

(2) Dit qu'à l'exception de quelques cas, l'usage du café
ne peut être que très nuisible.

(3) Docteur de Paris (*Des Dispenses du Carême*, Paris,
1709).

(4) *Traité des Maladies nerveuses, Traité de la santé des
gens de lettres.*

(5) Tout le monde connaît la réponse que fit Fontenelle
à un médecin qui lui observait, parce qu'il avait remarqué
qu'il était dans l'usage de prendre beaucoup de café, que
c'était un poison lent; « Très lent, répondit-il, il y a quarante ans que j'en prends et je me porte encore bien. »

(6) *Le Voyageur français*, ouvrage cité, vol II, p. 501,
dit que chez ces peuples on voit très communément des
vieillards âgés de cent ans et qui n'ont jamais été malades.—
Prosper ALPIN, *De Medecinâ Ægyptiorum......* pag. 17 et

cependant parviennent, peut-être, à un âge plus
avancé ou du moins aussi reculé que nous.
Néanmoins, malgré les imputations calomnieuses
de ces auteurs, l'usage du café n'en a pas moins
prévalu, et je n'ai pas ouï dire, depuis quinze ans
que je m'informe scrupuleusement à tous les
amateurs du café des effets qu'il opère, qu'il ait
produit, une seule fois, aucun des mauvais résultats qu'ils lui ont attribués.

J'énoncerai cependant, dans le courant de cette
dissertation, les cas où il est contre indiqué, les
tempéramens et les circonstances dans lesquels
l'usage de cette liqueur est nuisible.

Le café produit une excitation tonique, prompte
sur la contractilité musculaire de l'estomac, ra-
nime la tonicité de ses fibres lorsqu'elles ont été
affaiblies par un excès quelconque (1), dissipe
les maux de tête provenant, soit de la surcharge
d'alimens dans le ventricule, soit de la faiblesse

18. Ægyptii longevi sunt quam plures enim genuentium
nonagesimum usque vel centesimum etiam annum attingunt.
Communis fere omnibus iis habitatoribus vita annorum no-
naginta solet esse.

(1) Dufour, *Traité nouveau et curieux du Café*, *du
Thé et du Chocolat*, page 94. — Thevenot, *Relation d'un
Voyage fait au Levant*, pag. 63, an 1665. — Schwilgué,
Mat. méd., vol. I, page 319.

de ce même organe, aide à la digestion (1),
nourrit, dissipe les crudités, accélère le mouvement du sang, éloigne la mélancolie, échauffe,
stimule, dessèche, tient éveillé, rabat les vapeurs du vin qui montent au cerveau, chasse les
vers, pousse les vents et les urines, provoque
les selles, active la transpiration, favorise l'appa-
rition des règles, soulage les femmes qui, dans le
temps de leurs ordinaires, souffrent des tranchées
douloureuses, augmente la plupart des sécré-
tions, exalte les fonctions de l'entendement,
éclaircit la mémoire, rend les sensations plus
vives et plus distinctes, les idées plus vives et
plus nettes : aussi a-t-on appelé cette liqueur la
boisson de l'intellect, et les poètes l'ont regardée
comme leur hippocrène ; ce qui l'a fait adopter
par les personnes dont les travaux exigent une
activité particulière de l'organe pensant (2). Le
café, en relevant le ton des organes, en ranimant
la circulation, en réveillant la contractilité fibril-
laire des muscles, et généralement des parties so-
lides, doit en conséquence obtenir un des premiers rangs dans le traitement des maladies, par
atonie, par faiblesse, ou qui tendent à la débi-

(1) Adam OLEARIUS....... c. I, page 598.
(2) Voyez les précédens.

lité (1) ; il devra donc être prescrit dans le scor-
but (2), dans la diarrhée chronique (3) ou par
atonie (4), l'hydropisie (5), les flueurs blanches
passives ou par défaut de ton.

M. Campet, dans son *Traité des maladies gra-*

(1) Brun dit avoir obtenu des succès très marqués de l'u-
sage du café dans des paralysies , des hémiplégies, dans les
douleurs d'articulation , dans une migraine habituelle pendant une grossesse suivie de vapeurs hystériques. Schwilgué,
Mat. med., dit qu'on en fait usage pour exciter tout l'orga-
nisme, surtout dans tous les cas de fièvres intermittentes en-
tretenues par un état de débilité. Le café , dit Nysten, est un
des meilleurs toniques.

(2) Trotter, médecin allemand , le regarde comme un ar-
ticle indispensable du coffre à médicament des bâtimens qui
doivent rester long-temps à la mer ; il rapporte les nombreux
avantages qu'il en a retirés à bord du vaisseau *le Charron*.

MALLEMBROCK; *de Arthritide vagâ scorbuticâ*, page 212...
jam vero in Sveciâ, Daniâ, Angliâ et Hollandiâ contra scor-
butum communis est.

Adam , OLEARIUS , c. Iᵉʳ, pag. 588.

(3) PLENCK , *Bromatologia ,* page 346.

(4) Chardin assura Dufour qu'il avait été délivré d'une
violente diarrhée par une copieuse boisson de café. La diarrhée que contractent les nouveau-venus à Paris, qui reconnaît
pour cause la privation du vin ou l'usage d'un vin frélaté, et
la mauvaise qualité de l'eau, n'est-elle pas tous les jours
efficacement combattue par quelques verrées de café ?

(5) DUFOUR croit, chapitre X, que c'est son fréquent
usage qui garantit les Turcs de l'hydropisie , et que cette
maladie est très peu connue au Levant.

ves des pays chauds, dit, en parlant des flueurs
blanches, que les principales causes antécédentes
de cette maladie, procèdent, en général, de la
débilité de l'estomac, d'une nourriture végétale
composée de légumes farineux, de salade, de
fruits acides; en un mot, de tout aliment d'une
nature froide et visqueuse, facile à aigrir et mal
digéré, ce qui doit alors réclamer l'usage du café
au lieu de le proscrire.

M. Grendel, professeur de chimie à l'univer-
sité de Torpat, a avancé que le café est un excellent succédané du quinquina, et qu'il a réussi
dans certaines fièvres intermittentes où celui-ci
n'avait pu rien opérer, surtout dans les fièvres
malignes, où l'indication fondamentale est de sou-
tenir les forces; et le café, par sa vertu tonique
bien constatée, en offre un bon moyen; il a aussi
obtenu des succès marqués dans plusieurs cas de
gangrène : ce dernier cas peut se rapporter à ce
qu'a dit Percival : *Putredinem carnis et fermen-*
tationem retardat coffea. Essais, vol. II, p. 712
et suiv.

M. Bérard, médecin distingué, trop tôt ravi à
la science et à l'humanité, a soutenu publiquement
que le café, pris le matin à jeûn, annihilait l'action des vaisseaux absorbans, et qu'on pouvait

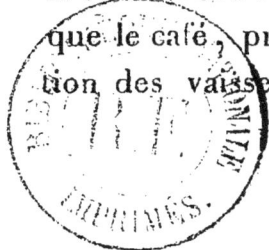

2

impunément et sans danger, après son ingestion, s'exposer au milieu de l'atmosphère miasmatique des marais pestilentiels du midi.

M. Monnin l'a aussi donné avec avantage, pendant deux fois, à la fin des accès des fièvres intermittentes, ou à la fin des redoublemens des fièvres continuës. Il dit, en outre, qu'une tasse, durant la chaleur de l'accès, désaltère mieux les malades que la tisane, quoique bue copieusement. Il a guéri des fièvres quartes plusieurs fois par ce moyen.

Plenck, Bergius, Dufour, Prosper Alpin, sont unanimes à lui distribuer les mêmes propriétés.

Mallembrock dit qu'il a la faculté de préserver de la gravelle et de la goutte, qui sont deux cousines germaines. Il cite trois exemples ; dans les deux premiers, le café a sensiblement diminué la violence des accès de goutte, et, dans le troisième, cette maladie a complétement disparu. Il cite en outre le témoignage de ceux qui ont demeuré longtemps dans le Levant sur la rareté de la goutte dans ces pays-là, de la gravelle et de la pierre ; ce qui ne peut être que par l'effet de l'usage fréquent de cette boisson, aussi propre pour ces maladies que le vin leur est contraire (1).

(1) Voyez comment le vin produit la goutte dans *Dufour*, ouvrage cité, chap. IX.

On peut prévenir les accès de goutte, comme on peut les guérir lorsqu'ils sont arrivés, en employant une forte infusion de café, avec addition des matières suivantes : Le café n'agit ici que comme adjuvant ou auxiliaire puissant. Le premier cas constitue le traitement prophylactique ou préservatif ; le second, le traitement curatif de la goutte.

1°. Dans le traitement curatif d'un accès de goutte simple, on maintient l'articulation malade à une douce température, et dans une légère moiteur, en l'enveloppant de flanelle et de taffetas gommé. On donne quelques boissons aqueuses propres à favoriser la transpiration cutanée ; en tête de ces sudorifiques marche le café.

S'il y a des signes certains de pléthore on pratiquera une saignée ; dans tout autre cas, elle serait nuisible ; je connais plusieurs goutteux qui sont condamnés à rester valétudinaires toute leur vie, pour avoir employé intempestivement ce moyen. S'il n'y a pas pléthore et que l'individu ne soit pas dans une trop grande exaltation, on donnera pendant cinq ou six jours, selon l'état nerveux du malade, toutes les trois heures, une tasse d'infusion de café torrefié, avec addition de cinq ou six gouttes d'alcali volatil (ammoniaque). Il surviendra bientôt d'abondantes sueurs, les urines déposeront un sédiment jaunâtre, la durée de l'accès se trouvera diminuée, les douleurs seront plus supportables. Il faut en même temps administrer quelques potions diurétiques, et le soir quelques grains de morphine pure, étendue dans quelque eau distillée aromatique; les reins ainsi vivement stimulés sécréteront une plus grande quantité d'urine et la matière morbifique sera de la sorte plus tôt éliminée.

2. Dans le traitement prophylactique ou préservatif il faut avoir recours à une frugalité obligée, et prendre tous les matins la préparation suivante ·

Prenez, potasse pure préparée à l'alcool, un demi-grain.
Alcool à 30 degrés, un demi-gros.
Infusion de café, six onces.

Faites dissoudre préalablement la potasse dans un mortier de verre ou de porcelaine par le moyen de l'alcool, ajoutez ensuite le café chaud. On viendra à un grain de potasse dissous dans la même quantité de véhicule, après 15 à 20 jours d'usage. Les tempéramens chez lesquels il existe une grande quantité d'acide urique, pourront aller jusqu'à deux grains de potasse pure par jour, et même plus si le cas l'exige.

La manière d'agir du remède est facile à comprendre. L'acide urique, cause unique de la goutte, fatigue notre économie, tant qu'il est à l'état libre; il faut neutraliser ses effets caustiques, et pour cela il est nécessaire, au fur et à mesure de sa formation, de lui présenter une base avec laquelle il puisse s'associer et former un sel neutre, miscible à nos humeurs et soluble dans l'eau. Les quatre acides, ammoniaque, morphine, potasse, soude, administrés convenablement selon l'occurrence et la nature des tempéramens, produisent toujours, en d'habiles mains, des effets merveilleux et triomphent d'une maladie qui a fait en tout temps le désespoir de la médecine. Le café par sa vertu sudorifique, bien constatée, charrie au dehors le sel de nouvelle formation.

Chez quelques malades atteints de goutte compliquée de rhumatisme, qui supportent difficilement la potasse pure, on doit employer de préférence la soude également pure et préparée aussi à l'alcool.

La morphine doit être préférée chez les individus doués d'une grande susceptibilité nerveuse; c'est au médecin instruit à décider les cas où tel

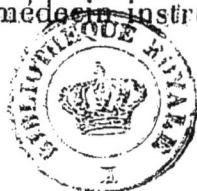

reméde ou alcali convient préférablement à tel
autre. Vouloir donner des règles générales serait
m'éloigner de mon sujet.

Cette association du café avec les alcalis végé-
taux n'est pas nouvelle, M. Dapples, médecin de
Lausanne, écrivit à Dufour qu'en cette ville on
s'en servait avec avantage pour les goutteux.

Je ne parlerai point de la vertu qu'on attribue
au café de rendre impuissant ; c'est une idée trop
absurde ; trop d'exemples s'élèvent à la fois contre
une pareille imputation.

C'est en vain qu'on voudrait arguer l'exemple
suivant, en faveur de cette opinion, les causes
premières de l'impuissance sont faciles à distin-
guer.

Madame de..... dont l'immense fortune le dis-
putait aux Condé, avait à la fin de son troisième
lustre uni son sort à M. le marquis de C.... agé
de trente-deux ans. Le noble habitant du faubourg
St-Germain avait passé les premières années de
sa vie dans des plaisirs prématurés. Son tempérament érotique avait trouvé de nombreux alimens
dans la licence des armées qui venaient d'envahir
la Péninsule. Les yeux voluptueux, les manières
lascives des luxurieuses Andalouses, levèrent sur
la constitution du marquis des contributions fré-

quentes et forcées. Par excès de patriotisme, sans doute, les sémillantes Andalouses, les agaçantes Castillannes énervaient à l'envie le courage de nos preux, dans le temps que les Espagnols, armés de scopettes et de tromblons, portaient l'épouvante et la mort dans les rangs de nos valeureux guerriers. Deux ans s'étaient à peine écoulés, que notre jeune héros, par ordre de la faculté, fut contraint d'abandonner la glorieuse carrière des armes, et de venir à Paris restaurer dans le repos et les consommés sa constitution desséchée. Une vie casanière lui fit adopter jusqu'à l'abus l'usage du café. Sa conduite tranquille et retirée convint à la famille de ***, l'union se conclut. Trompée dans ses plus douces espérances, madame cherche et trouve ailleurs de quoi se dédommager du caractère froid et apathique de son mari... L'artiste vétérinaire, aidé d'un vigoureux valet, tentait un jour de terrasser un superbe étalon qu'on voulait priver des joies de ce monde. — Pourquoi tourmenter ainsi ce cheval? dit la marquise. — Nous voulons le rendre hongre. — Que dites-vous ? — Le rendre sage. — Faites-lui boire du café, faites lui boire du café...

M. Percival a remarqué sur lui-même, que le café neutralisait les effets narcotiques de l'opium ; ce

fait est tous les jours constaté par les Orientaux (1) qui prennent habituellement de fortes
doses de café et d'opium. Le mélange, dit Schwilgué, du café avec l'opium paraît annihiler son
action sédative sur l'encéphale, et l'empêche de
produire une excitation tonique plus ou moins
intense (2).

On lit dans un traité de la phthisie, que Thomas Reid diminuait aisément le malaise et les ver-
tiges provenant des opiacés par l'usage du café,
pris de bonne heure.

On trouve dans un traité, intitulé, le Prêtre-
Médecin, ou discours physique sur l'établisse-
ment de la médecine, avec un traité sur le café;
par M. Aignan, page 160. « Les lavemens de café, dit-il, adoucissent et rafraichissent extrême-
ment le bas-ventre, et rendent le teint fort frais.
Je connais une dame de quarante ans, qui, grâce
à des lavemens de café qu'elle prend, tous les
jours, jouit d'une fraîcheur qu'on ne rencontre
d'ordinaire qu'a l'âge de quinze ans. Une flueur
blanche qui l'incommodait beaucoup a encore
disparu sous l'influence du même moyen;

(1) Arvieux, *Voyage dans la Palestine*, p. 196.
(2) Plenck, *Bromatologia*, p. 346. .. *Imminuit vim opii
et aliorum narcoticorum.*

Telles sont la plupart des maladies dans le traitement desquelles le café est avantageux; je n'entreprendrai point d'énumérer (1) celles sur lesquelles le sentiment des auteurs a varié, cela m'entrainerait trop loin : je ne vais entrer que dans quelques distinctions générales.

Il est avantageux pour les individus qui jouissent d'un tempérament lymphatique, d'une constitution froide, dont le sang est aqueux, le cerveau trop humide, et chez qui le mouvement des esprits est faible et languissant; il est nuisible aux personnes qui sont d'un tempérament nerveux très-sensible, ardent, sec et bilieux, aux femmes d'une constitution irritable et à la plupart des enfants. Il conviendra donc mieux aux personnes grasses, chez qui la circulation est moins active qu'à celles qui sont sèches, aux gens de lettres qui mènent une vie sédentaire, qu'aux individus livrés aux exercices du corps.

Quant à la maladie vénérienne, ne pourrait-on pas attribuer au café la diminution de l'intensité

_____

(3) Prosper Alpin, Dufour, etc., ont attribué au café une vertu désopilative, tandis qu'Eloi, Calvet, Tissot, lui ont attribué des effets opposés : entre autres, qu'il augmentait les obstructions, et que même il en occasionait par l'évaporation des parties les plus subtiles du sang.

de ses symptômes. En lisant attentivement l'histoire de cette affection et l'histoire du café, on remarque que la vérole a perdu d'autant plus de sa violence que l'usage du café s'est répandu davantage. Le plus grand nombre d'auteurs qui traitent des maladies du Levant, où le café est très connu, ont avancé que la vérole y est assez rare, ou du moins que les individus atteints de cette affection la gardent toute leur vie sans en éprouver aucune incommodité. Plusieurs Turcs, plusieurs Grecs et Égyptiens que j'ai eu occasion de voir à Montpellier et à Paris, m'ont assuré la même chose.

Il y a quinze ans qu'un militaire, sergent-major, agé de trente ans environ, d'un tempérament vigoureux et athlétique, me dit n'avoir jamais éprouvé de maladie vénérienne depuis dix ans qu'il était au service, quoiqu'il se fût très souvent exposé à l'infection : Il croyait devoir attribuer cette particularité au café, qu'il prenait, disait-il, lorsque le tems et les circonstances le lui permettaient, trois ou quatre fois par jour : la marche, comme un travail même modéré, était chez lui accompagné d'une copieuse émission de sueur.

Je fis d'abord peu de cas d'une pareille observation, je l'avais presque entièrement reléguée dans l'oubli, lorsque des circonstances me firent faire de sérieuses réflexions sur cette singularité.

Dans une conversation que j'eus avec madame *** elle m'assura n'avoir jamais éprouvé les atteintes de cette cruelle maladie, quoique son mari en eût été atteint plusieurs fois ; je crus d'abord que cela pouvait arriver naturellement par la seule disposition du corps, comme une atonie ou une faiblesse dans les vaisseaux absorbans. Je tâchai de faire varier la conversation, sans cependant paraître vouloir rechercher la cause de cette particularité, j'appris à mon grand étonnement qu'elle prenait du café à toute heure du jour, que c'était sa boisson chérie, et que son plus grand tourment serait de vouloir l'en priver.

Expliquer d'une manière précise comment agit le café sur l'économie, pour prévenir ou guérir cette affection, serait un peu difficile. On peut cependant par induction ou par analogie tirer des conclusions favorables à son emploi. L'activité des vaisseaux absorbans extérieurs est en raison inverse des vaisseaux absorbans intérieurs. Celui chez lequel la vie intérieure jouit de beaucoup d'énergie, ou en d'autres termes,

celui qui jouit d'une santé robuste est rarement
atteint de l'infection syphilitique. Il peut impunément s'exposer au danger à moins qu'il ne se
soit précédemment ou momentanément affaibli.
Ainsi le même individu qui, doué d'une pléni-
tude de santé, peut affronter sans crainte l'u-
terus le plus vicié, s'expose à de graves accidens,
s'il livre quelque assaut d'amour soit dans un état
d'ivresse, après une indigestion, des vomisse-
mens, une saignée, un excès dans la masturba-
tion, des veilles prolongées, une abstinence ri-
goureuse, soit sous l'influence de la peur etc.......
Dans ces derniers cas les vaisseaux absorbans extérieurs, doués d'un surcroit de vitalité, pompent
activement bon et mauvais, delà cette multitude
de maladies qui s'introduisent chez nous par cette
porte, qu'une infinité de circonstances peut à tout
instant ouvrir. Le café a la propriété, indépendamment de sa vertu sudorifique que personne
ne met en doute, de paralyser, de rendre nulle
l'absoption extérieure; ainsi rien d'étonnant que
celui qui en fait un usage abusif, soit à l'abri des
virus ou des miasmes pestilentiels. Telle est aussi
l'opinion du savant professeur Berard, que j'ai cité
plus haut.

Pour ce qui est de l'effet curatif du café, il agit

comme sudorifique à l'instar de la squine, du gayac, du sassafras, de la salsepareille etc. etc.

Dans la dernière épidémie cholérique qui a exercé de si affreux ravages dans Paris et sur une grande partie de l'Europe, les médecins ont observé que les personnes valétudinaires ou chez lesquelles existait une vive appréhension du fléau, ont été les premières victimes du choléra, que celles au contraire qui étaient robustes, qui ont fait usage d'une nourriture saine et animalisée, qui ont conservé au milieu du danger un sang-froid imperturbable, qui n'ont rien rabattu de leur gaîté ordinaire, qui se sont montrées indifférentes, insouciantes, ont été préservées de la contagion.... Ainsi s'est trouvé vérifié ce sage et antique proverbe hygiénique: Nourris-toi sainément, aie la tête fraîche, les pieds chauds, le ventre libre, le cœur content, tu vivras longuément.

Le nommé Poujols, tisserand à Rouen, vint me consulter en 1829 lorsque j'étais chirurgien dans l'hôpital de cette ville. Il avait un ulcère vénérien sur les glandes amygdales, qui avait formé une profonde excavation dans cette partie. Cette ulcération lui était survenue à la suite d'une gonorrhée supprimée, et d'un chancre sur le gland,

qu'il avait fait cicatriser par l'application réitérée
du sulfate de cuivre ou vitriol bleu, il y avait
déjà deux mois; son haleine était d'une fétidité
insupportable. Les premiers symptômes (la gonorrhée et le chancre) avaient paru huit jours
après le coït avec une femme infectée; connaissant
déjà l'efficacité du café , je lui en prescrivis six
tasses par jour, ce qu'il fit pendant quinze jours,
cela lui occasionna des sueurs abondantes : voyant
qu'un grand mieux s'ensuivait, je lui en ordon-
nai quatre tasses de plus; au bout de dix jours
l'ulcération qui était sur la glande amygdale droite
avait complétement disparu , et s'était entièrement cicatrisée. J'eus occasion de le voir deux
mois après, il me dit qu'il se portait très bien,
que l'usage du café seul qu'il avait continué, mais
à moindre dose , lui avait fait disparaître une dou-
leur dans les jambes qui depuis trois ans l'incommodait beaucoup pendant la nuit. Je dois,
à la vérité, dire que pour ne pas paraître ne lui
donner que du café, je lui prescrivais l'addition,
dans chaque tasse, de cinq grains de nitrate de
potasse et de six grains de poudre de réglisse :
prescription qui a été sévèrement exécutée pendant toute la durée du traitement.

Appelé, le 24 octobre 1820, par M. L. G...

pour une blennorrhagie dont il était incommodé depuis trois ou quatre jours, caractérisée par un écoulement muqueux puriforme, venant du canal de l'urètre, avec sentiment d'ardeur, de chaleur, de cuisson, surtout lors de l'émission des urines qui étaient toujours suivies de quelques strics sanguines. La verge était tuméfiée et très douloureuse ; en retirant le prépuce en arrière et en découvrant le gland, on apercevait un chancre ; une humeur verdâtre et fétide recouvrait cette partie. Tel est l'état dans lequel je le trouvai à mon premier examen. Cet écoulement s'était tout-à-fait déclaré dix jours après avoir connu une femme suspecte ; il éprouva le premier jour, en rendant les urines, un léger sentiment de titillation et de resserrement ; un écoulement séreux et limpide parut ensuite ; la verge se tuméfia peu à peu et parvint dans l'état désigné ci-dessus. Je lui fis laver quatre fois par jour les parties affectées avec une dissolution de gomme arabique, et le soir prendre un bain local d'un quart d'heure dans la même dissolution ; je lui ordonnnai six fois par jour le café, toujours avec addition de la même poudre ci-dessus prescrite. Après un mois de traitement continu, il s'est trouvé parfaitement guéri. J'ai souvent occasion de le voir, il ne se plaint de rien, il faut avouer aussi que depuis sa maladie il n'a pas discontinué l'usage du café, qu'il a même fait adopter à toute sa famille.

M. E***, officier de la Légion-d'Honneur, vient de faire disparaître par le même moyen un chancre qui lui était survenu au bout du gland, quatre jours après s'être exposé au danger; depuis sa guérison, qui remonte à deux ans, il n'a point discontinué l'usage du café, et n'a plus rien ressenti, quoique fréquentant familièrement des femmes soupçonnées d'infection.

Il me serait facile d'amonceler ici des exemples de guérison, tirés de ma pratique ou d'ailleurs; n'ayant aucun intérêt à tromper, on me croira sur parole : Tous les jours, je consulte les amateurs du café, et j'ose assurer que je n'en ai trouvé aucun qui ait jamais été atteint de cette cruelle maladie. Un seul, monsieur ***, âgé aujourd'hui de 30 ans, me dit qu'il lui survient chaque fois qu'il connaît une femme suspecte ou non, une ulcération légère sur le gland, qui demeure six ou huit jours mais qui disparaît toujours d'elle-même ou à l'aide d'un peu d'eau blanche (eau de Goulard). Il me semble déjà entendre certains humeurs de café, blessés peut-être par la reine de Cythère, se récrier contre une pareille vertu.

J'observe que pour produire l'effet prophylactique ou l'effet curatif, il ne suffit pas de prendre, une, voire même deux tasses de café comme on les donne dans les établissemens de Paris. C'est à haute dose qu'il produit d'heureux résultats.

Administré d'abord par grains, le quinquina compte presque autant de détracteurs que de médecins, c'est un agent dangereux qu'il faut proscrire de la pratique médicale. Survient un homme de génie, il administre ce remède héroïque à la dose de plusieurs gros, de plusieurs onces; des effets prononcés tenant du prodige surgissent à la vue des incrédules. Les détracteurs disparaissent, on ne trouve plus que de zélés admirateurs, d'enthousiastes prôneurs.

Lorsqu'on a quelque raison de craindre, il faut avaler deux ou trois tasses d'infusion de café; si la certitude du mal existe, il faut aller jusqu'à la sixième, avec ou sans addition de sucre.

Chaque tasse doit contenir, dans six onces d'eau, l'infusum d'une once de café torréfié et pulvérisé

Il peut certainement se rencontrer des circonstances où le café seul est insuffisant pour guérir la maladie vénérienne; comme, par exemple, sa complication, avec un vice quelconque, tel que le dartreux, le psorique, le scorbutique, le cancéreux. Je me sers alors, toujours avec avantage, des moyens suivans :

Si j'ai affaire à une syphilis compliquée d'une affection psorique, je prescris des grands bains et des frictions avec l'huile d'olive ou d'amande douce, sur toutes les parties du corps, deux fois par jour.

Si c'est un vice dartreux que j'ai à combattre, indépendamment des bains, j'emploie le liniment volatil camphré, en embrocations sur les parties. Dans les cas opiniâtres, je fais une lotion avec l'acide muriatique étendu d'eau, et je reviens ensuite de nouveau aux fomentations huileuses.

Quant à l'affection scorbutique, c'est toujours avec succès que j'associe au café la teinture alcoolique d'iode et que je prescris un régime animal et substantiel.

Pour ce qui est de l'association cancéreuse, je ne connais qu'un cas où le café conjointement avec le mercure à l'extérieur ait agi d'une manière convenable.

Je soumets mes observations et les résultats de ma pratique à la critique judicieuse des malades, je les engage à suivre mes conseils ; par un moyen aussi doux ils se verront délivrés d'un fléau aussi honteux que terrible.

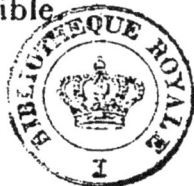

FIN.

je soumets mes observations et les résultats de ma pratique à la critique judicieuse des malades, je les engage à suivre mes conseils; par un moyen aussi doux ils se verront délivrés d'un fléau aussi honteux que terrible.

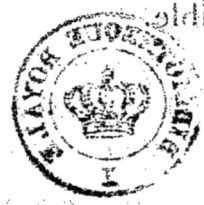

FIN.

www.ingramcontent.com/pod-product-compliance
Lightning Source LLC
Chambersburg PA
CBHW070750220326
41520CB00053B/3807